TRAITEMENT

PRÉSERVATIF ET CURATIF

DU CHOLÉRA

PAR

L'ESPRIT DE CAMPHRE

DU

Docteur Achille **HOFFMANN**

DE PARIS

1873

OUVRAGES

DU

Docteur Achille HOFFMANN

de PARIS.

L'Homœopathie exposée aux gens du monde. . . . . **1** fr. **25**

Conseils nouveaux aux Jeunes Femmes . . . . » **50** c.

Guérison de la Phthisie . . . . » **25** c.

La Syphilis débarrassée de ses dangers par l'Homœopathie . . . . » **50** c.

TRAITEMENT

PRÉSERVATIF ET CURATIF

DU CHOLÉRA

La terreur qu'inspire le fléau qui nous vient d'Asie est bien naturelle, quand on voit mourir autour de soi des sujets naguère pleins de vigueur et que les remèdes les plus rationnels en apparence se montrent le plus souvent impuissants.

Ayant lutté à Paris contre toutes les épidémies de choléra 1832, 1849, 1854, 1865 et 1866 ; j'ai pu en faire une étude approfondie et j'ai acquis la certitude que cette maladie est contagieuse.

Ceux qui ne savent pas guérir le choléra vont m'accuser de répandre la terreur en me prononçant d'une manière aussi affirmative, moi qui n'écris que pour rassurer les populations de tous les pays.

Je fais connaître un spécifique certain, *préservatif et curatif du choléra* à son début, quels que soient ses symptômes et sa nature.

Ne songez donc plus à quitter vos foyers à l'approche d'un mal qu'il est si facile de guérir et dont on peut se préserver à bien peu de frais.

Mais pour cela, ne restez pas sourds aux conseils de l'expérience, munissez-vous d'avance du spécifique que je vous signale.

Rappelez-vous surtout que partout où le choléra a paru, il continue de faire des victimes isolées quand il ne règne plus épidémiquement ; et depuis 1866, date de la dernière épidémie, un très-grand nombre d'enfants ont succombé dans Paris, à *la diarrhée cholériforme*, qui tous auraient été guéris par quelques gouttes d'Esprit de Camphre.

ESPRIT DE CAMPHRE

Du Docteur Achille HOFFMANN

L'*Esprit de Camphre*, dont je vais indiquer l'emploi contre le *Choléra*, n'est pas l'*Alcool camphré* qu'on trouve tout préparé dans les pharmacies, et qui contient suivant les formulaires, beaucoup moins de Camphre ou beaucoup plus. J'avais dernièrement donné ma formule dans plusieurs journaux, pour qu'elle pût être exécutée partout ; mais ayant constaté, par moi-même, que plusieurs pharmaciens avaient livré de l'*Esprit de Camphre* qui ne contenait pas les proportions que l'expérience m'a indiquées comme les meilleures, et de plus, qu'ils n'avaient point enveloppé le médicament avec mon instruction pratique, ainsi que je l'avais recommandé en publiant ma formule; j'ai pris le seul moyen de donner toute sécurité au public, en désignant une pharmacie jouissant de toute ma confiance et spécialement chargée de confectionner mon spécifique.

On est donc certain de trouver le **véritable Esprit de Camphre du docteur Achille Hoffmann,** *à la Pharmacie centrale du Faubourg Montmartre*, rue du Faubourg-Montmartre, 52, à Paris.

Prix du Flacon avec l'Instruction : **3** *francs.*

EXPÉDITIONS

Au comptant, sans remise ni escompte.

PRÉSERVATIF DU CHOLÉRA

Quand on habite une ville envahie par le fléau, il suffit pour s'en préserver de prendre trois fois par jour, à sept ou huit heures d'intervalle, une dose d'*Esprit de Camphre pur*, composée de deux gouttes seulement, une heure avant le repas et cinq heures après.

Pour ceux qui soignent les malades, chaque dose sera de trois gouttes.

Il ne faut rien changer dans sa manière de vivre et faire de l'exercice.

TRAITEMENT DU CHOLÉRA A SON DÉBUT

Depuis 1849, j'ai expérimenté un très grand nombre de fois et reconnu définitivement que l'*Esprit de Camphre*, exactement préparé, guérit avec certitude les symptômes morbides si variés et plus ou moins graves que peut présenter le choléra, mais que ce résultat n'est infaillible que quand la maladie est attaquée à son début. Plus tard, dans les cas très graves, ce même moyen fait encore de très belles cures, et doit être administré avant tout, mais alors il ne suffit pas toujours seul pour amener la guérison, et d'autres préparations énergiques, qu'on ne peut mettre entre les mains de tout le monde, deviennent indispensables, dans les cas très avancés, il faut doubler les doses.

Or, pour ne point être pris au dépourvu, lorsque le choléra sévit dans la localité où on se trouve, il ne faut jamais sortir de chez soi sans avoir un étui (1) d'*Esprit de Camphre* dans sa poche, tant pour soi-même que pour ceux qu'on peut trouver occasion de soulager ou de guérir sur son chemin. Il est par conséquent indispensable d'avoir plusieurs flacons d'*Esprit de Camphre* dans chaque mairie, dans toutes les administrations, dans les casernes, dans les pensionnats, dans les fabriques, dans les grands magasins, dans les églises, partout, en un mot, où des cas plus

(1) Ces étuis, à la Pharmacie, se vendent 1 franc.

ou moins nombreux peuvent se manifester à la fois.

Pendant la grave épidémie de 1854 tous mes clients avaient sur eux ma notice et une petite bouteille d'esprit de camphre. Ils se soignaient eux-mêmes aux premiers symptômes du mal, et aucun d'eux ne périt. Ma confiance en ce précieux remède est telle, que depuis la fin du choléra de 1849, pas un seul jour je ne suis sorti sans avoir sur moi un étui d'*Esprit de Camphre*, et de temps en temps j'en ai trouvé l'heureuse application.

Manière de prendre l'Esprit de Camphre.

En temps de choléra, tout malaise brusque, et non motivé, comme : *froid*, *frissons*, *vertiges*, *éblouissements*, *palpitations*, *oppressions*, *spasmes de poitrine*, *coliques*, *diarrhée*, *envies de vomir ou vomissements*, *inquiétudes dans les jambes*, *fatigue extrême sans cause*, *crampes des membres plus ou moins légères*; chacun de ces symptômes, dis-je, isolé ou réuni à plusieurs, demande l'usage de l'*Esprit de Camphre*. On en verse une première fois cinq gouttes dans une petite cuillère, ou même dans sa main, si l'on est hors de chez soi; on les recueille avec la langue; puis, mais avec trois gouttes seulement, on recommence et continue de cinq en cinq minutes pendant une demi-heure et quelquefois plus, car il ne faut pas se ralentir avant que le mal ait disparu. Quand on en est là, on ne cesse point l'usage de l'*Esprit de Camphre*, mais on en éloigne les doses successivement par quart-d'heure, demi-heure, heure, deux heures; de cette manière, il n'y a point à craindre de récidive.

Ce traitement si simple, et le plus efficace qui existe, suffit toujours pour triompher de l'ennemi, si on l'attaque dès son invasion, et ceux qui ont le bonheur de l'employer, passent, en quelques heures, d'une mort imminente à la santé, sans convalescence.

Diverses espèces de Choléra

Souvent le choléra commence dans la nuit par une indigestion : on s'éveille avec la tête lourde, des rapports aigres d'odeur d'œufs pourris ; l'indigestion n'est point douteuse. Au lieu de prendre du thé pour essayer de débarrasser l'estomac par bas, on doit avaler coup sur coup trois grands verres d'eau tiède, *sans sucre*, pour déterminer le vomissement, et s'il se faisait attendre, on le hâterait en appuyant le doigt sur la base de la langue. Aussitôt que l'estomac est libre, on se rince la bouche et le gosier avec de l'eau fraîche, puis on commence immédiatement l'usage de l'*Esprit de Camphre*, comme ci-dessus ; autrement les vomissements bilieux suivraient, puis *ceux d'eau blanche, les selles de même nature, accompagnées de crampes et d'un froid général, de la suppression de l'urine, symptômes du choléra confirmé ;* souvent aussi les vomissements commencent sans indigestion, alors on donne de suite le spécifique.

Quand les premiers symptômes du mal sont les coliques et les évacuations, aussitôt après la seconde selle, on administre l'*Esprit de camphre*, comme je l'ai dit, pendant une demi-heure, de cinq en cinq minutes, puis par quart-d'heure, demi-heure, heure, deux heures, etc. Le résultat favorable est bientôt obtenu.

Le choléra sec ou nerveux n'est pas moins grave que les autres espèces; il consiste dans des *Crampes*, des *Spasmes à la poitrine*, des *Palpitations*, une *grande Anxiété*, des *Vertiges* sans *évacuations ni vomissements;* il doit être attaqué de même et cède aussi merveilleusement.

Quand le cholérique en est déjà à la *période algide*, c'est-à-dire quand la langue est devenue froide et que la circulation menace de s'arrêter, on administre pour première dose dix gouttes d'*Esprit de Camphre* et cinq à chacune des autres, que l'on continue de cinq en cinq minutes, jusqu'à ce que la réaction s'opère, ce que l'on reconnaît au retour de la chaleur; alors on ne donne plus que trois gouttes en éloignant peu à peu les doses; mais il ne faut point s'arrêter brusquement. En même temps on frictionne la région du cœur avec la même liqueur, dont on imbibe aussi des morceaux de coton que l'on place près de la bouche et du nez. Évitez que le malade ne se découvre, et renouvelez l'air de la chambre fréquemment. Si le malade avait été fortement couvert pendant qu'il était froid, aussitôt que la chaleur commence à revenir, il faut, peu à peu, diminuer le nombre des couvertures, pour éviter une réaction trop forte qui serait dangereuse.

Symptômes qui s'opposent à l'emploi du spécifique

L'*Esprit de Camphre* ne peut être donné quand le malade présente des symptômes inflammatoires : *langue rouge, sèche, peau brûlante*, ni dans *la dyssenterie*, que l'on reconnaît aux *violentes épreintes, brûlement à l'anus, mucosités sanguinolentes des selles.*

Doses selon le sexe et l'âge

Quand on traite un enfant *fort jeune*, chaque dose doit être diminuée de moitié, mais il ne faut rien retrancher pour les femmes, mêmes enceintes, ni pour les vieillards. J'ai traité et guéri par l'*Esprit de Camphre* donné pur, à la dose d'une goutte chaque fois, un enfant de deux mois, atteint depuis plusieurs jours d'une forte cholérine qui avait dégénéré en choléra, période algide, décomposition de la face.

Boissons et aliments convenables

Pendant le traitement, *après les six premières doses d'Esprit de Camphre*, si la soif est très-vive, même quand il y aurait des vomissements, le malade prendra chaque demi-heure, tiers ou demi-verre d'eau albumineuse, qu'on obtient en battant avec une fourchette un blanc d'œuf bien frais, jusqu'à ce qu'il devienne en eau, *et non en neige*, puis, en ajoutant peu à peu un litre d'eau ordinaire non chauffée. Cette boisson excellente ne sera point donnée fraîche quand le malade est en sueur. On met un seul morceau de sucre dans la carafe.

Le jour où l'on s'est guéri par ce traitement, il faut faire diète absolue, à moins que les symptômes n'aient point été graves. Le lendemain *seulement*, on prend un peu de potage gras fait sans légumes et bien dégraissé ; on augmente progressivement la nourriture en ayant soin de se priver de fruits, de légumes et de laitage, au moins pendant huit jours.

Motifs de sécurité

Beaucoup de personnes tremblent, à l'idée d'un accès de *Choléra foudroyant;* si l'on prend des informations au sujet de ces cas rares, on apprendra toujours que les malades avaient commis de graves imprudences, soit en buvant à la glace pendant qu'ils avaient très-chaud, ou en mangeant de mauvais fruits, et que de plus, ils avaient négligé pendant plus ou moins longtemps des symptômes qui exigent des soins immédiats pour empêcher le mal de s'aggraver.

En terminant, j'affirme sur l'honneur qu'à l'aide de ces conseils, il n'y a point de maladie plus facile à guérir que les premiers symptômes du choléra, pour les cas très-avancés qui résisteraient exceptionnellement à l'Esprit de Camphre, je possède une liqueur qui offre encore de grandes ressources. J'espère donc avoir fait passer tellement ma conviction dans l'esprit des plus craintifs, qu'on les verra maintenant, au lieu d'abandonner leurs foyers, porter la consolation et de prompts secours partout où ils sauront que le mal commence ses ravages. Affranchis de cette crainte qui comprimait l'élan de leur cœur, et munis largement du précieux spécifique qui étouffe le fléau à sa naissance, ils sentiront le besoin irrésistible d'aller rassurer et sauver les malheureux qui ignorent les progrès de notre art, et se croient voués à une mort certaine.

Le Docteur ACHILLE HOFFMANN
de la Faculté de Paris.

AVIS IMPORTANT.

Quand un médicament peut prévenir le *choléra*, et le guérir *sans médecin;* quand on obtient ce résultat avec quelques sous seulement, trop d'intérêts sont gravement lésés pour qu'on puisse indifféremment se le procurer n'importe où. Il ne faut donc s'adresser qu'à la pharmacie spécialement indiquée par l'auteur.

Pour garantie du médicament, exiger sur l'étiquette qui recouvre chaque flacon la Signature du Docteur Achille HOFFMANN et le Cachet de la Pharmacie.

Imprimerie Seringe Frères, Place du Caire, 2.

www.ingramcontent.com/pod-product-compliance
Lightning Source LLC
LaVergne TN
LVHW021532140926
848035LV00047B/1317